DAVY VITTUPIER

les 8 magnifiques méridiens

cahier de coloriage pour mémoriser facilement les merveilleux vaisseaux

Contents

AVANT DE COMMENCER

écupérez les bonus qui accompagnent ce manuel sur www.medecinemaison.fr

Bienvenue dans ce livret qui vous aide à mémoriser les méridiens. Apprendre par cœur ? pas exactement. Plutôt mémoriser par le coloriage et le ressenti. Ça vous tente ? Je crois beaucoup au côté ludique de l'enseignement.

Colorier permet de libérer votre créativité. Ça aide à soulager la tension et l'anxiété. Écrire à la main utilise sept fois plus de connexions neuronales que d'appuyer sur les touches d'un ordinateur ou d'un Smartphone...Laissez-vous emporter par les couleurs et les lignes.

Je vous souhaite une bonne lecture et une excellente journée

Tortue-yoga.

Rendez-vous sur www.medecinemaison.fr pour des « tuyaux » en médecine chinoise.

8 CURIEUX MERIDIENS

Aujourd'hui, il sera question de « *8 méridiens curieux* », et non de curieux méridiens... quoique !

Synonymes : méridiens extraordinaires, merveilleux vaisseaux, méridiens merveilleux.

Imaginez un enchevêtrement de lignes emmêlées, de courbes, de spirales qui irriguent chacune de nos cellules.

On considère que ces méridiens (ou vaisseaux) ont une grande importance dans la création de l'homme, non seulement au moment de sa conception, mais également dans sa réparation cellulaire.

Ces 8 méridiens curieux sont souvent considérés comme les structures les plus profondes et les plus primitives du corps. Ils n'ont pas de points propres, (sauf Ren mai et Du mai).

Mais on peut y avoir accès par l'intermédiaire des points des méridiens principaux. On peut les stimuler en piquant leur point d'ouverture et leur point couplé par exemple. (On verra ça tout à l'heure).

Le nom complet en Chinois est :

QI JING BA MAI

Qi = extraordinaire, le même idéogramme que celui qui désigne les points hors méridien.

Jing = Méridien - Il peut évoquer un cours d'eau qui a pour mission de conduire, de distribuer l'eau.

Ba = Huit

MAI = **l**es Vaisseaux Curieux.

Tous les vaisseaux curieux portent en Chinois le nom 'Mai' : Du Mai, Ren Mai, Chong Mai, Dai Mai, Yin et Yang Qiao Mai, Yin et Yang Wei Mai.

le Méridien c'est .....

jīng en Chinois évoque **un canal**, un chenal, une rivière qui a pour mission de conduire, de distribuer l'eau. Cette symbolique de l'hydraulique se retrouve souvent dans les canons de l'acupuncture.

Comment « saisir » ces méridiens

La question mérite d'être posé, surtout si on a une mauvaise mémoire, ou la flemme comme moi d'apprendre les trajets.

M. Masunaga, maitre de Shiatsu s'est livré à un jeu plutôt *curieux* :

" Appréhender sur moi-même les trajets de circulation des méridiens, comme une sensation fluide qui s'écoulerait dans le corps. Je me suis rendu compte que par des mouvements souples et lents, il me devenait possible de percevoir les méridiens. Les méridiens que j'expérimentais ne concordaient pas avec ceux des livres classiques"(Dans *'Shiatsu et Médecine Orientale'*).

Pour les Japonais, il y a 100 trajets de méridiens, répartis en deux familles, les KEI et les RAKU.
Le système KEI comprend 32 trajets :

- 12 classiques
- 12 méridiens divergents
- 8 Méridiens extraordinaires

Le système RAKU comprend les ... 68 autres.(D'autres concepts comme celui-ci à retrouver sur le blog de Stéphane (http://shin monshiatsu.blogspot.com/).

Je me dis parfois que simplifier les trajets de méridiens n'est pas une mauvaise chose en soi. Dieu merci ! il y a déjà tellement de choses à retenir.

5

REN MAI

LE VAISSEAU CONCEPTION (VC) ou « REN MAI » (RM)

L'ENSEMBLE DU REN MAI

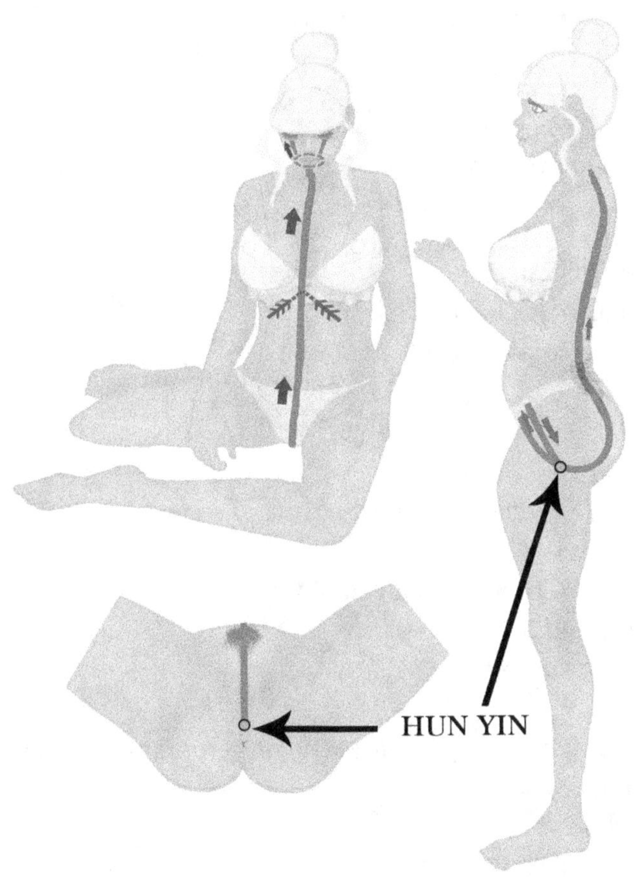

R *en = protéger, défendre et préserver*

· Porter quelque chose, la grossesse, responsabilité, prendre en charge,concevoir la vie

Ren Mai, circule sur la partie médiane antérieure du tronc et de la tête ; il relie et harmonise les énergies **de tous les méridiens Yin.**

Signes et symptômes

- Stérilité
- Règles irrégulières
- Ecoulement vaginaux
- Douleur au bas-ventre

Traitement

Régulariser l'Energie et le Sang de ce méridien par :

- GUAN YUAN (4 **R.M**) on dit aussi **V.C.**
- QI HAI (6 R.M)
- L'ombilic (SHEN QUE (8 R.M)

les points 4, 6 et 8VC qui font partie de cette fameuse zone nommée Dan Tian.

Selon la méthode "d'ouverture des 8 merveilleux vaisseaux"

- Point clé **7 P** couplé avec **6 Rn** (Yin qiao mai)

Chez la femme : Piquer ou masser en harmonisation P7 - (lieque) - à droite (point d'ouverture) puis : **6 Rn (zhaohai)** point couplé à gauche. Inversez le protocole chez l'homme. (Selon Maciocia)

17 R.M (Dan Zhong) n'est pas à négliger, au milieu de la poitrine, on y régule les émotions.

Bon, allez, assez de discours, il faut aussi des images…PRENEZ vos crayons de couleurs et commencez à COLORIER le trajet RM. Colorier permet de libérer votre créativité.Plus important encore, il aide à soulager la tension et l'anxiété liée à la grossesse.

L'ENSEMBLE DU REN MAI

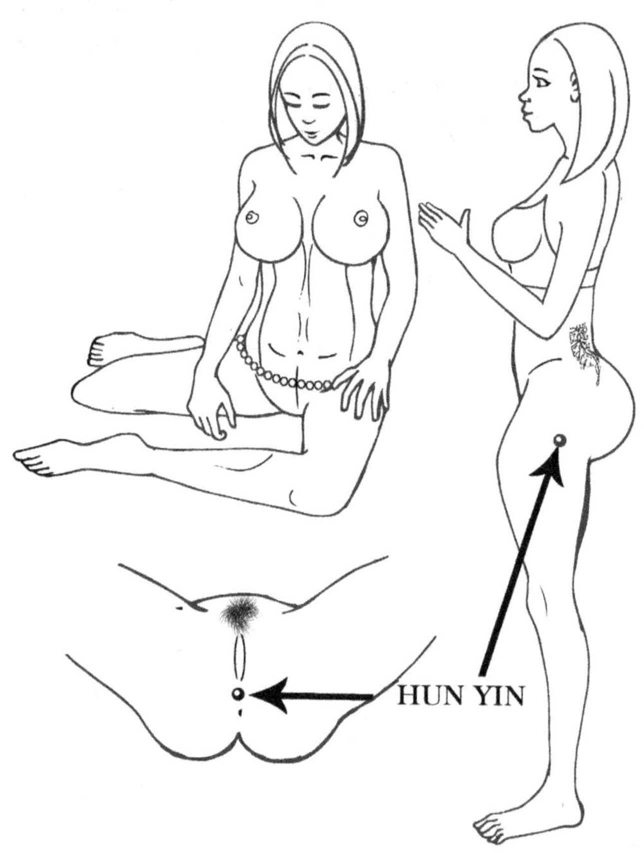

il part du bas R.M 1– HUN YIN (périnée) et va vers le haut (sous la lèvre inférieure)

Avant de dessiner...Mettez de la musique !

Les sons agissent sur notre système nerveux. le nerf auditif est relié par le tronc cérébral à tous les muscles du corps.

Au centre de neurobiologie de l'université de californie , deux oeuvres de Mozart arrivent en tête pour une mise en décontraction du système nerveux.

- la sonate pour deux pianos en Ré Majeur
- les concertos n°3 et 4 pour violons.

un peu....d'aromathérapie

Contribution de THEO de l'excellent blog : www.taoetspir itualite.fr/ : Ces combinaisons d'huiles essentielles m'ont été transmises par mes enseignants à l'école de Roland San Salvadore à Paris. Je n'ai pas de références bibliographiques à vous donner.

"Dans un flacon contenant 30 ml d'huile de sésame, ajouter :

- 5 gouttes d'HE de pruche
- 5 gouttes d'HE d'épinette bleue
- 5 gouttes d'HE de litsée citronnée
- 2 gouttes d'HE de rose de Damas
- 1 goutte d'HE de verveine citronée

Masser la zone du coeur et des poumons avec la paume de la main gauche dans le sens horaire".

DU MAI

C'est le chef qui gouverne, qui contrôle. Il est en liaison avec tous les **méridiens Yang** du corps.

Yang = Chaleur , soleil....

" L'homme **sans le Yang** est comme le ciel sans le soleil. Sans le Yang, il est difficile de préserver son espérance de vie normale" (selon Zhang Jing Yue).

LE TRAJET DU DU MAI

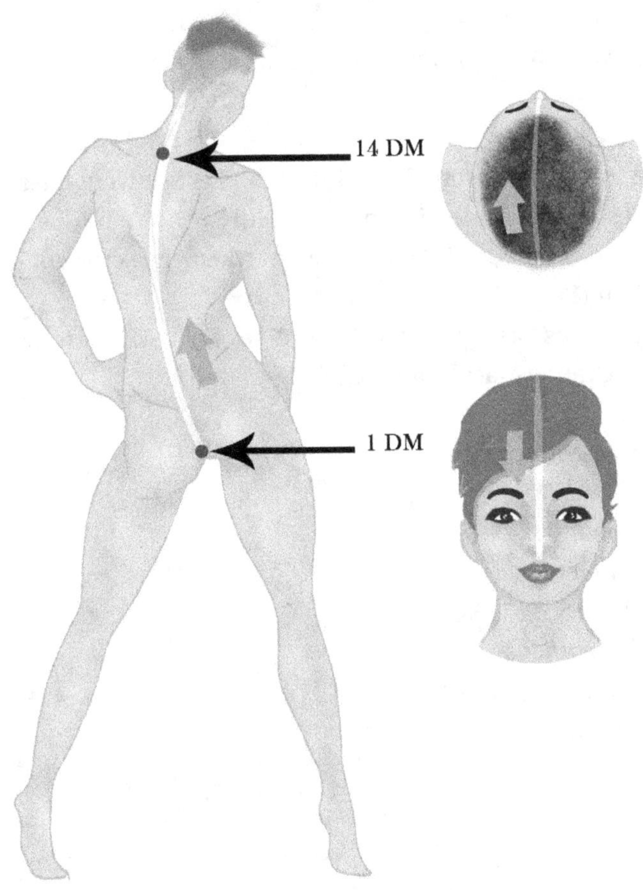

C'est un « chauffage central » (Yang)

Fonctions principales

- Réchauffe les organes et les méridiens (appelé **mer du Yang Qi).**
- Il préserve les fonctions du Cerveau ,de la Moelle, et les organes des sens
- Il *économise* et protège l'énergie ancestrale

Sur ce trajet se trouvent des points dont il est souvent question dans les pratiques de Qi Gong : Bai Hui (« 100 réunions », au sommet du crâne(20VG) en ce point particulier se croisent les 6 méridiens Yang.

Un peu plus bas, au niveau de la 7ème cervicale, se trouve Da Zhui (« Grande Massue » 14VG).

Signes et symptômes

- Raideur du dos
- Céphalée
- Convulsions
- Hémorroïdes
- Règles irrégulières
- Stérilité

Traitement

Régulariser l'Energie et le Sang de ce méridien par :

- DA ZHUI (14 DM)
- SHUI GOU (26 D.M)
- SU LIAO (25 D.M)

· MING MEN (4 D.M)

Ou traiter Du Mai selon la méthode *"d'ouverture des 8 merveilleux vaisseaux"* : Chez la femme : Piquer ou masser en harmonisation **IG-3 (houxi)** à droite, (point d'ouverture), puis : **V-62 (shenmai)** point couplé à gauche.

Commencez à gauche chez l'homme. (Selon Maciocia). Point clé : 3 IG (houxi) couplé avec 62 V shenmai) *yang qiao mai*

A l'origine, avant la naissance, il n'y a qu'un seul méridien : REN MAI et DUMAI ne forment qu'un, une circulation unique.

Pour cette raison, les taoïstes misaient (gros) sur la « *petite circulation céleste* », ils travaillaient l'énergie sur Ren et Du et la jonction de ces trajets produisait un apport particulier qui renforçait, nourrissait le Qi et entretenait la santé et la jeunesse. Le but était de renouer avec cet état prénatal où il n'existait qu'un seul méridien.

Bon, allez, assez de discours, il faut aussi des images...

LE TRAJET DU DU MAI

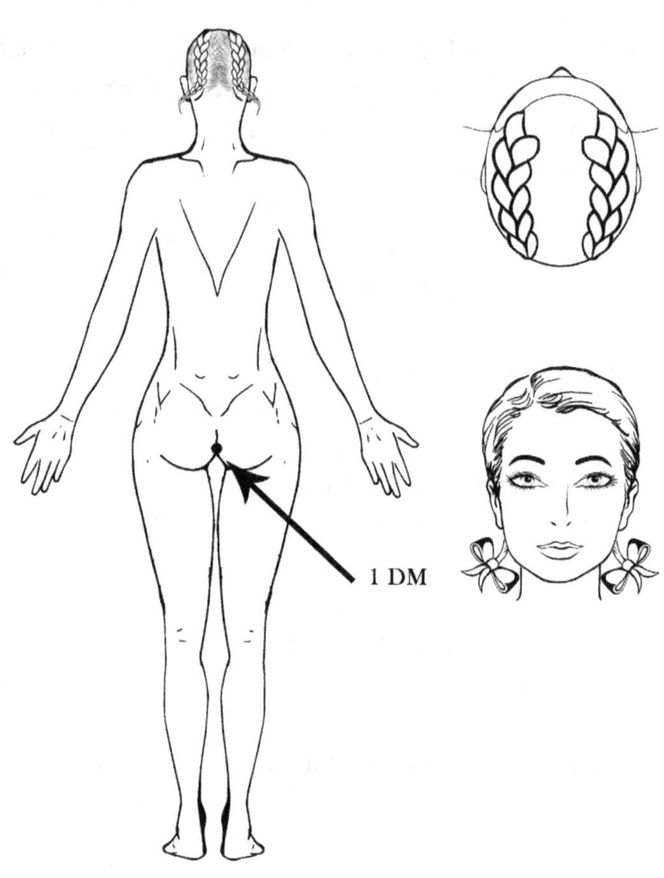

Dessinez le Dm qui prend naissance dans le bas de l'abdomen .... et qui réchauffe les coeurs

Ryokyu Endo (encore un Japonais !) prétend percevoir les **flux**

du Ki et les méridiens.

Dans son livre "tao pour le shiatsu" il propose une méthode pour détecter ces flux :

"Appliquez une pression continue sur deux points du même méridien. **Ces deux points doivent être ressentis comme un seul.** Après quelques secondes, le patient ne perçoit plus la pression que sur un seul point et non deux."

A ce moment, vous avez découvert un méridien !

Si vous n'y arrivez pas, ou si vous doutez comme moi, ce n'est pas dramatique. Contentez-vous de colorier les méridiens.

un peu....d'aromathérapie

Contribution de THEO de **l'excellent blog** : www.taoetspirituali te.fr/

Pour les huiles essentielles, il y a le livre de Michel Odoul et d' Elske Miles pour le vaisseau gouverneur, ils indiquent :

- 90 % d'huile végétale
- 5 % de laurier noble
- 3 % Oliban
- 2 % ylang ylang

Masser la région du plexus solaire et du coeur dans le sens horaire. Ce massage permet d'ouvrir l'esprit, d'assouplir la rigidité, d'apaiser er d'équilibrer l'état psycho émotionnel.

CHONG MAI

"Couler vigoureusement", impétuosité, puissance.

LE TRAJET DU CHONG MAI

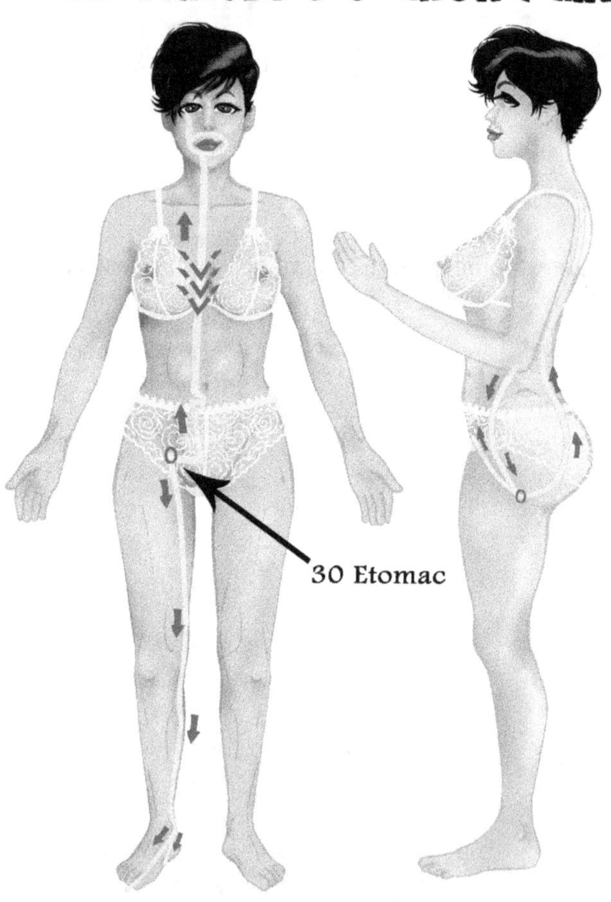

Il s'agit d'un carrefour où une énergie jaillit.

Chong Mai fait tomber le Sang sur chacune de nos cellules, comme de l'eau sur une turbine pour libérer l'énergie du corps et *"apporter une lumière nouvelle aux cellules."* (B.K.S Yiengar).

Fonctions

- Il harmonise les menstruations, relation avec l'utérus.
- Régule les 12 méridiens et la circulation du Sang.
- Il assure la transformation et la distribution du Qi et du Sang, du Yin et du Yang.

Il est dénommé **« la Mer de Sang »**.

Les pathologies graves ou chroniques retentissent toutes sur Chong Mai. On y trouve les grandes "déficiences" de Yin, de Yang, de Qi et de Sang. Dans tous ces cas on pourra faire appel au Chong Mai pour rétablir l'équilibre.

Signes et symptômes

- douleurs abdominales, des coliques (troubles digestifs, manque d'appétit, distension abdominale, mauvaise assimilation de la nourriture),
- des troubles gynécologiques (troubles menstruels...)
- Stagnation du Sang du cœur (palpitations, douleur et oppression de la poitrine).

Traitement

Régulariser l'Energie et le Sang de ce méridien par :

- HENG GU (11R.)

- QI XUE (13 R.)
- FU TONG GU (20R.)
- YOY MEN (21 R)

Selon la méthode *d'ouverture des 8 merveilleux vaisseaux.*

- POINT CLÉ **4Rte** couplé avec **6MC – Yin Wei Mai**

Chez la femme : Piquer ou masser en harmonisation **RATE 4** (Gongsun) à droite, (point d'ouverture) puis MC-6 (neiguan) point couplé à gauche. Inverser les points chez l'homme.(Selon Maciocia)

Prenez vos crayons, **coloriez :)**

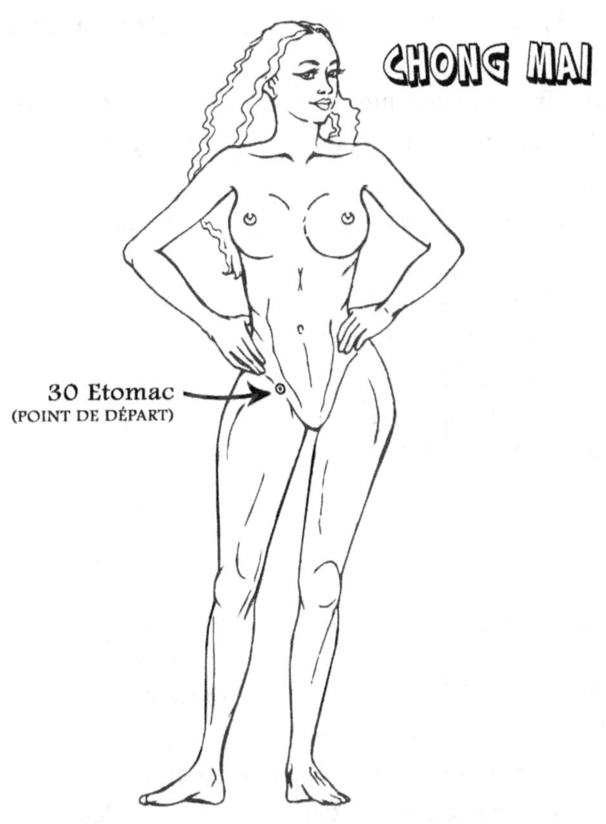

Jaillit du périnée, méridien qui gère la conception et la grossesse

un peu....d'aromathérapie

(Merci à THEO , visitez son blog : www.taoetspiritualite.fr/)

Ces combinaisons d'huiles essentielles m'ont été transmises par mes enseignants à l'école de Roland San Salvadore à Paris.
THEO
Dans un flacon contenant 30 ml d'huile de sésame, ajouter :

- *5 gouttes de Sauge sclarée*
- *2 gouttes de Ravinsara anisé*
- *1 goutte d'encens*
- *3 gouttes de basilic tropical*
- *3 goutte de marjolaine*

huit circulations

Souvenez-vous : **MAI** = les Vaisseaux Curieux.

Paul Unschuld prétend que **Mai** ne correspond pas aux vaisseaux mais à la circulation active dans les canaux. C'est-à-dire au contenu plutôt qu'au contenant, on a une traduction plus juste, plus en rapport à mon avis avec ce que représente les **Qi Jing Ba Mai : "méridiens extraordinaires et huit circulations"**

MAI = une circulation est une pulsation, un flux, une veine, une chaîne de montagnes).

"C'est parfois d'une situation désespérée que jaillit l'espoir." Lao SheDe Lao She / Un fils tombé du ciel

25

"C'est parfois d'une situation désespérée que jaillit l'espoir." Lao SheDe Lao She / Un fils tombé du ciel

DAI MAI

LE TRAJET DU DAI MAI

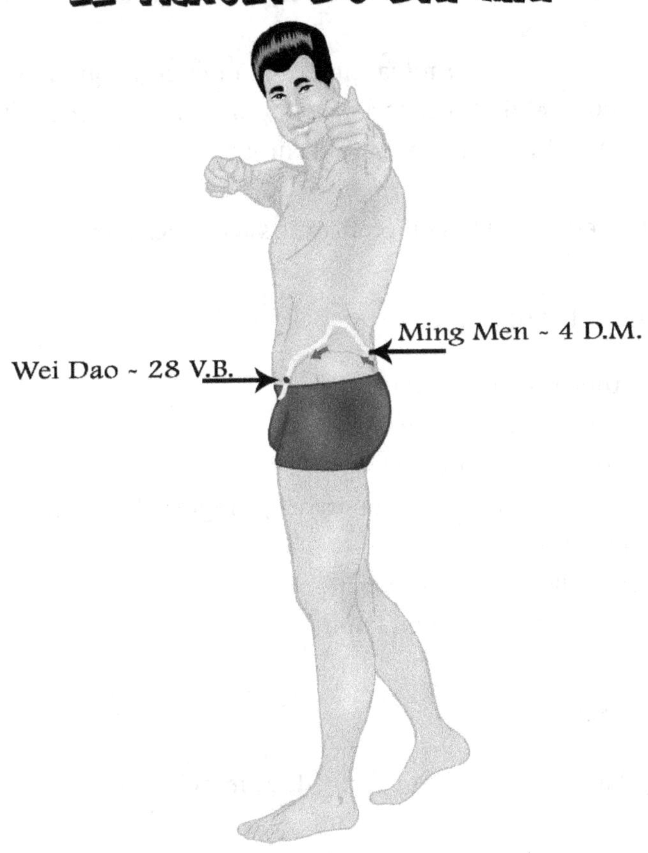

Relier comme une ceinture....

"le Dai Mai rassemble tous les Vaisseaux pour qu'ils ne circulent pas en désordre".

fonctions :

- faire circuler le Sang et l'Énergie entre le haut et le bas du corps.
- Ce vaisseau donne la direction à l'énergie qui a jailli de Chong Mai et il la canalise donnant la force énergétique et psychique aux reins qu'il entoure.

Le traitement du Dai Mai concerne **surtout les femmes.**

Signes et symptômes

- problèmes gynécologiques
- écoulement vaginal
- prolapsus de l'utérus
- fausse couche, aménorrhée, règles irrégulières ou douloureuses
- plénitude de l'abdomen
- faiblesse de la région lombaire

Traitement

Régulariser l'Energie et le Sang de ce méridien par :

- DAI MAI (26V.B)
- WEI DAO (28V.B).

selon la méthode d'ouverture des 8 merveilleux vaisseaux.

- Point clé : **VB41** couplé avec **5 TR – Yang Wei Mai**

Chez la femme : Piquer ou masser en harmonisation **VB41 (zulinqi)** - à droite (point d'ouverture), puis : **TR-5 (waiguan) point** couplé à gauche. Inversez les points chez l'homme. (Selon Maciocia)

Prenez vos crayons et coloriez le vaisseau ceinture (et pas Yin Wei comme indiqué sur le schéma). Libérez votre créativité.

LE TRAJET DU YIN WEI

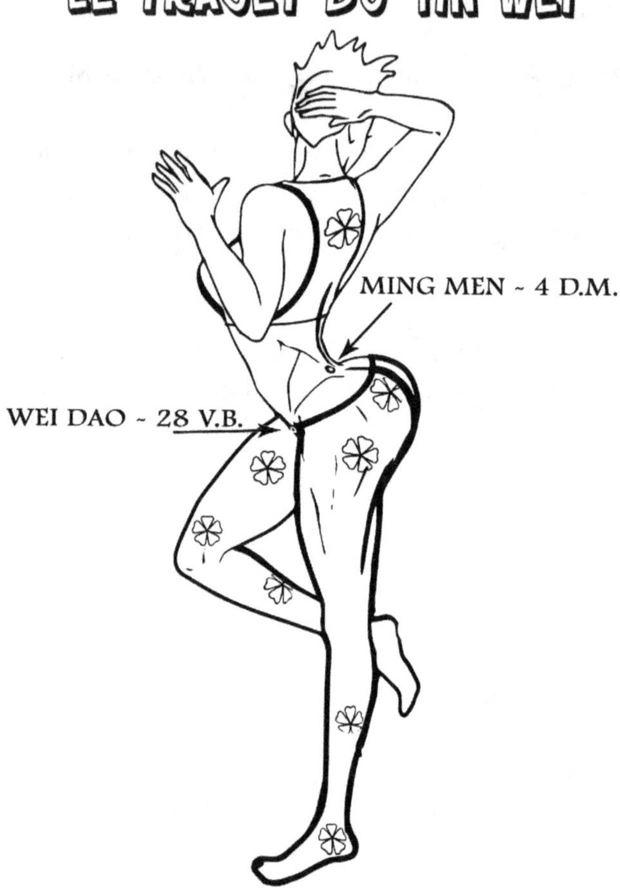

VAISSEAU CEINTURE naît au niveau de L2 (4 D.M)

AROMATHÉRAPIE

Contribution de THEO de l'excellent blog : www.taoetspiritualit e.fr/

Dans un flacon contenant 30 ml d'huile de sésame, ajouter :

- *5 gouttes d'HE de fenouil doux*
- *5 gouttes d'HE de gingembre*
- *10 gouttes d'HE de gérénium rosat*
- *3 gouttes d'HE de lemongrass*

Masser dans le sens horaire, le plexus solaire, la région du foie et le pancréas.

YANG QIAO MAI

Il nous enracine à la terre. C'est le talon mais c'est aussi se dresser sur les pieds pour mieux voir.

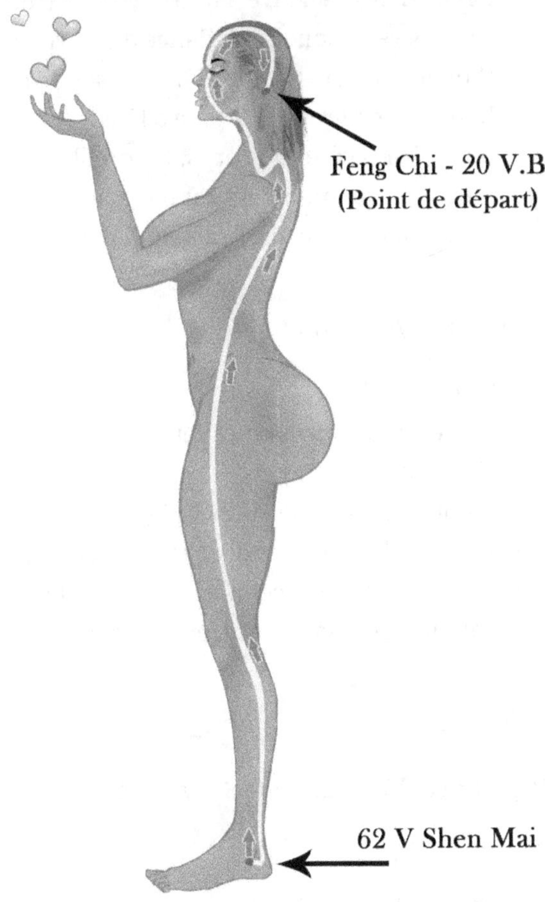

débute au 62 V et finit au 20 V.b (erreur sur le dessin)

Fonctions principales

- Il nourrit les yeux. Il est lié à l'éveil, à la distribution du Yang vers les yeux donc la vigilance du système nerveux.
- Il règle avec Yin Qiao Mai les phases de sommeil et d'éveil. Il fait ouvrir les yeux, incite à l'action.
- Il régule les côtés du corps, les oreilles et la tête
- Il est un prolongement du méridien de la Vessie, que l'on peut voir comme une branche interne.

Signes et symptômes

- Insomnies
- Douleurs et rougeur aux yeux
- Mal de dos, sciatique
- Tremblement de la jambe, pieds tournés vers l'extérieur
- Tension des muscles de la face externe de la jambe
- Fièvre et frissons, céphalée, raideur du cou,
- Conduite maniaque, frayeurs, visions...

Traitement

Régulariser l'Energie et le Sang de ce méridien par :

- JING MAI (1V.)
- FENG CHI (20.V.B)
- SHEN MAI (62 V.)

Traiter YANG QIAO MAI **selon** la méthode "d'ouverture des 8 merveilleux vaisseaux"

· Point clé 62 V couplé avec 3 IG – Du Mai

Chez la femme : Piquer ou masser en harmonisation **V-62** (shenmai) à droite (point d'ouverture), puis : IG-3 (houxi) point couplé à gauche. Commencez à gauche chez l'homme. (Selon Maciocia)

Si vous avez besoin d'un " réveille-matin", alors ouvrez grand les yeux et coloriez Yang Qiao Mai.

LE TRAJET DU YANG QIAO

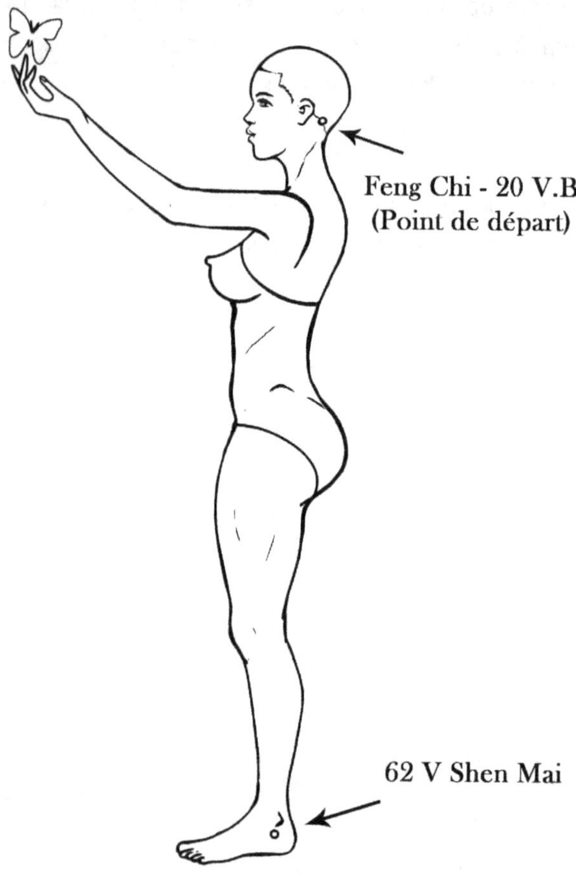

62 V : point de départ....

AROMATHÉRAPIE

Contribution de THEO de l'excellent blog : www.taoetspiritualite.fr/

dans un flacon contenant 30 ml d'huile de sésame, ajouter :

· 10 gouttes d'HE d'hysope decumbens
· 10 gouttes d'HE d'épinette blanche
· 5 gouttes d'HE d'hélicryse italienne
· 5 gouttes d'HE de sauge officinale
· 5 gouttes d'HE de romarin à verbénone

Passez dans le creux des mains et sur le centre du front

huit canaux indépendants

Catherine Despeux dans son livre « le qigong de Zhou Lüjing » au sujet de l'expression / / qijing bamai (les méridiens curieux) :

« On trouve souvent la traduction pour le moins exotique de « méridien curieux ». C'est ce dernier sens qu'il faut retenir : ces méridiens ne sont couplés à aucun organe, contrairement aux douze méridiens réguliers. »

Ainsi Catherine Despeux traduit cette expression par **« huit canaux indépendants »**

Yin Qiao Mai

Le Yin Qiao Mai va assurer la cohésion des énergies vers l'interne. Il régularise le sommeil (énergies Yin). Il est associé d'une certaine manière aux rêves et au système génital.

LE TRAJET DU YIN QIAO

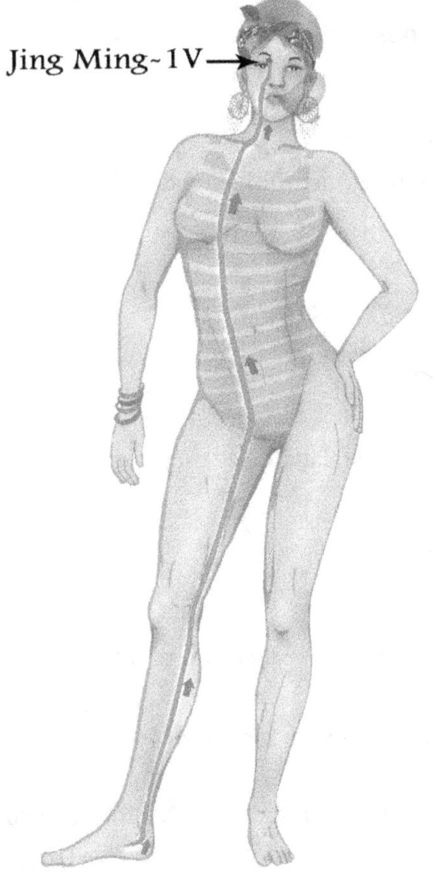

Il fait fermer les yeux

- Il contrôle la cheville, (l'équilibre)
- Il règle avec Yang Qiao Mai les phases de sommeil et d'éveil

- Il lève la Stagnation de Qi dans le méridien de la VB pour soulager les douleurs du dos, des hanches et des jambes

Signes et symptômes

- hypersomnie
- impotence motrice
- engourdissement ou atrophie musculaire des membres inférieurs

Traitement

Régulariser l'Energie et le Sang de ce méridien par :

- ZHAO HAI (6R.)
- JIAO XIN (8R.)

Selon la méthode "d'ouverture des 8 merveilleux vaisseaux"

- Point clé: **6 R** couplé avec : **7 P – Ren Mai**

Chez la femme : Piquer ou masser en harmonisation **6- Rn** (zhaohai) - à droite (point d'ouverture) puis : **P7- (lieque)** point couplé à gauche. Commencez à gauche chez l'homme (Selon Maciocia).

Si vous avez besoin de revenir en vous-même, de vous **"vider la tête"** alors, fermez les yeux et coloriez Yin Qiao Mai.

LE TRAJET DU YIN QIAO

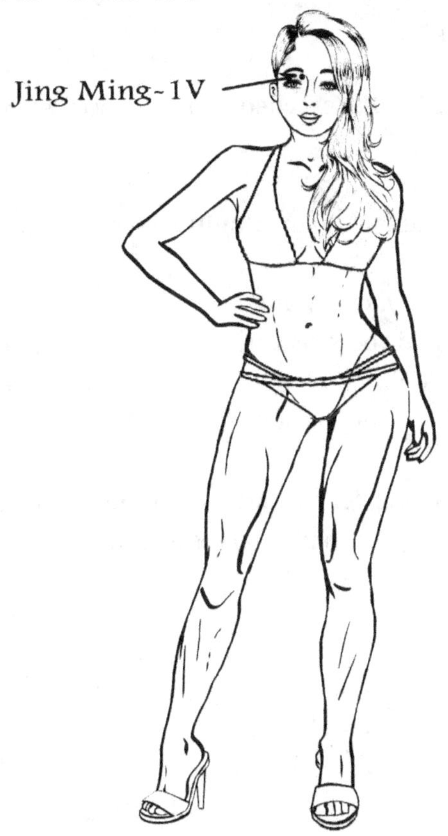

Débute de la cheville, et termine sur 1V (dessinez à droite et à gauche...)

AROMATHÉRAPIE

Contribution de THEO de l'excellent blog : www.taoetspiritualite.fr/

Dans un flacon contenant 30 ml d'huile de sésame, ajouter :

- 3 gouttes d'HE d'ylang-ylang
- 10 gouttes d'HE de bois de santal
- 2 gouttes de jasmin
- 3 gouttes d'HE de bergamote

Se masser lentement le ventre dans le sens horaire en mouvements circulaires de plus en plus larges à partir du nombril

YIN WEI MAI

Wei signifie lien, attacher mais aussi maintenir, préserver. Dans Wei, il y a l'idée d'un principe fondamental en relation avec le ciel, d'où tout découle.

LE TRAJET DU YIN WEI

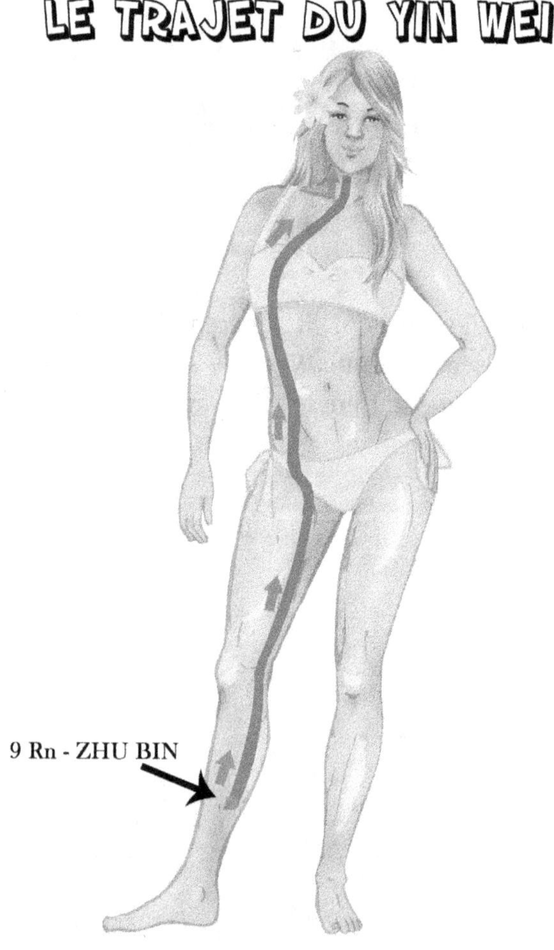

débute au 9Rn jusqu'au 23 RM (gorge)

• Il calme le cœur et l'esprit. Il baisse la tension émotionnelle.

- Action psychique majeure
- C'est un merveilleux vaisseau Yin, suivant une circulation non horaire, non rythmée et permanente.
- Il unit, coordonne et harmonise les méridiens Yin, assure la distribution de l'Énergie et du Sang entre l'extérieur et l'intérieur et entre les membres supérieurs et inférieurs.
- Il est en rapport avec la création et est relié à l'espace.

Signes et symptômes

- Régule les émotions
- Gastralgie
- Sensation de gêne dans le thorax et les hypocondres
- Epilepsie

Traitement

régulariser l'Energie et le Sang de ce méridien par **MC-6** (neiguan)

Traiter Yin Wei Mai selon la méthode "d'ouverture des 8 merveilleux vaisseaux"

- POINT CLÉ 6 MC COUPLÉ AVEC 4 Rte – *Chong Mai*

Chez la femme : Piquer ou masser en harmonisation **MC-6** (neiguan) à droite, (point d'ouverture) puis : **RATE 4** (Gongsun) point couplé à gauche. Inverser le protocole chez l'homme (Selon Maciocia)

LE TRAJET DU YIN WEI

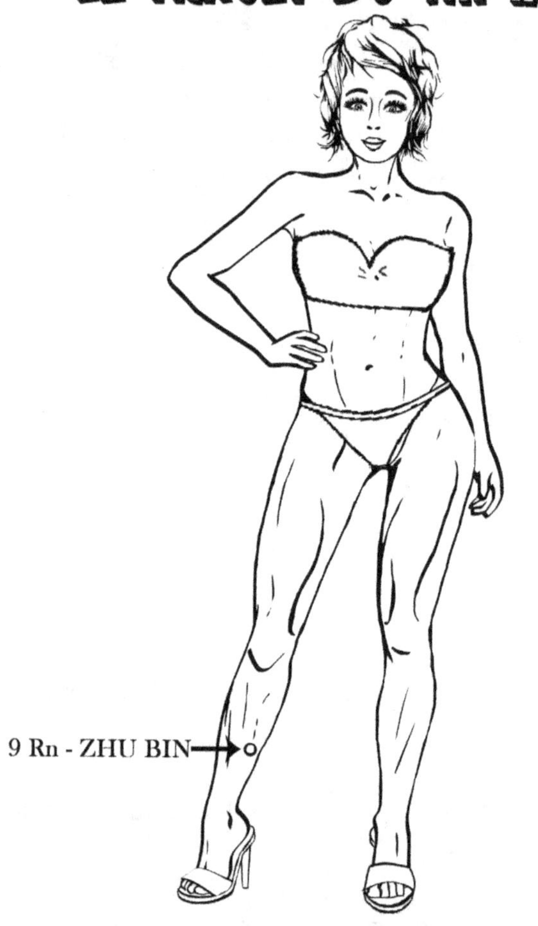

dessinez le trajet à droite et ...a gauche

Aromathérapie

Contribution de THEO de l'excellent blog : www.taoetspiritualit
e.fr/

Appliquer une goutte d'huile essentielle d'angélique archangélique
(racine) au milieu de la plante des pieds, masser doucement
en rond avec le majeur dans le sens des aiguilles d'une montre.
Faire la même chose avec la paume des mains.
   Dans un flacon contenant 30 ml de sésame, ajouter :

- 5 gouttes d'HE de basilic saint
- 5 gouttes d'HE de vétiver
- 5 gouttes d'HE de nard de l'Himalaya
- 3 gouttes d'HE d'angélique archangélique (racine)

Asperger les paumes des mains avec ce mélange, inspirer profondément et se passer les mains sur l'aura

YANG WEI MAI

"Wei" = relier, attacher. Wei implique l'idée de lien, de connexion avec le climat.

LE TRAJET DU YANG WEI

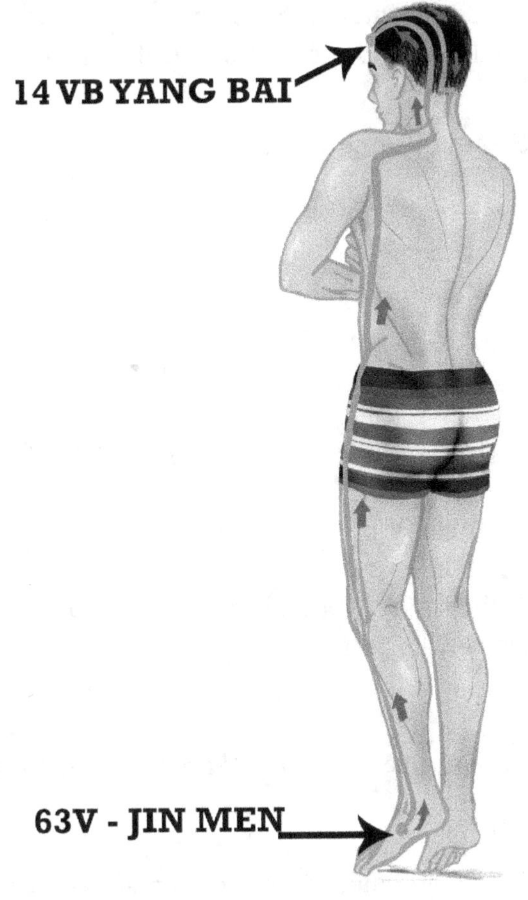

• Il est le réseau de liaison entre les méridiens Yang et le

Vaisseau gouverneur.
- Il contrôle la surface. et repousse le froid, virus...)
- Il contrôle les muscles des méridiens, (tendinites et douleurs de l'appareil locomoteur.
- Il est concerné par les maladies de peau.

Signes et symptômes

- Fièvre
- Asthénie
- Crainte du froid

Traitement

Régulariser l'Energie et le Sang de ce méridien par :

- -WAI GUAN (5 T.R)

Traiter Yang Wei Mai selon la méthode "d'ouverture des 8 merveilleux vaisseaux"

- Point clé : **5 TR couplé** avec **41 VB** – *Dai Mai*

Chez la femme : Piquer ou masser en harmonisation **TR-5** (waiguan) - à droite (point d'ouverture) puis : VB41 (zulinqi) **point** couplé à gauche. Commencez à gauche chez l'homme (selon Macciocia).

LE TRAJET DU YANG WEI

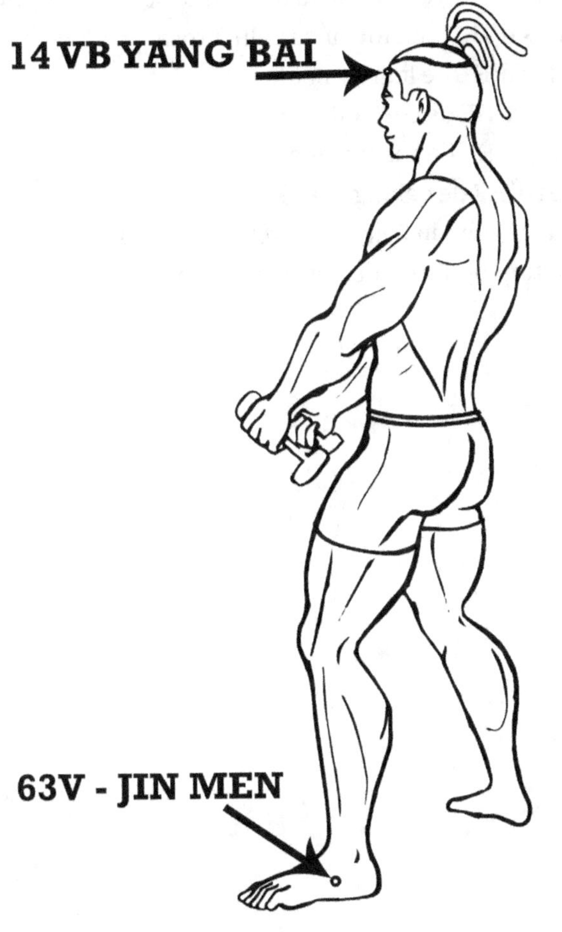

Débute au point 63 V avec une bifurcation vers l'arrière de la tête sur
14 VB

Aromathérapie

Dans un flacon contenant 30 ml de s'huile de sésame, ajouter :
   20 gouttes d'HE d'élémi ou de palma rosa
   20 gouttes d'HE de laurier noble
   10 gouttes d'HE de coriandre
   10 gouttes d'HE de cardamone
   5 gouttes d'HE de galanga des Indes
   Masser la région du cou des vertèbres cervicales.
   Contribution de THEO de : www.taoetspiritualite.fr/

MES BONNES ADRESSES

- *Carnets secrets* de Tortue-Yoga sur www.medecinemaison.fr et sur WhatsApp (06.28.23.76.60)
- THEO de l'excellent blog : www.taoetspiritualite.fr/
- le forum de Sionneau Philippe :(une mine d'or - https://sionneau.com)

- le blog de Marie - https://desirdetre.com/
- le blog de Stéphane sur le shiatsu (http://shinmonshiatsu.blogspot.com/)
- Qi Gong et méridiens - https://sante-autonome.fr/

Voici donc **quelques livres qui m'ont beaucoup apporté** et qui vous intéresseront si vous êtes débutant ou un peu plus expert.

Institut Yin Yang

Des ouvrages de références dédiées à la médecine traditionnelle chinoise. Pour tout ceux qui veulent comprendre plus profondément cette médecine, pour ceux qui veulent développer leurs compétences cliniques, c'est une collection remarquable à laquelle je ne connais pas d'équivalent en Français jusqu'à ce jour.

SHIATSU de Cathy meeus

Apprenez à soulager vos problèmes de santé grâce à des pressions appliquées sur certaines parties du corps. La série « *Découverte et Initiation* » combine d'une manière unique la théorie et la pratique en vous donnant des explications simples et complètes qui sont capables de démystifier chaque sujet et de vous guider dans leur mise en pratique.

Dans ce livre

- la théorie chinoise de la circulation d'énergie.
- Explique comment équilibrer cette énergie pour garder la santé.
- Utilise un langage épuré de tout jargon et compréhensible pour les débutants.

MERVEILLEUX VAISSEAUX DE BERNARD DESOUTTER

Cette étude (complexe...) a pour objectif de mettre en évidence le rôle important de l'utilisation des Merveilleux Vaisseaux dans la pratique quotidienne.

Il est paru une 3e édition qui 'apporterait de nombreux exemples pratiques issus de l'expérience. Certaines notions plus théoriques ont été remaniées afin de les rendre plus claires. Les indications se sont développées et précisées, pour une utilisation encore plus efficace des Merveilleux Vaisseaux.

DICTIONNAIRE PRATIQUE DE L'ACUPUNCTURE ET DU SHIATSU DE PIERRE CREPON

Les techniques de santé originaires d'Extrême-Orient s'intègrent aujourd'hui dans notre culture occidentale en répondant à une légitime aspiration à une nouvelle façon de vivre : l'acupuncture est enseignée à la Faculté, le massage shiatsu et le qi gong font de plus en plus d'adeptes.

Ces techniques, dont l'efficacité est certaine, du simple bien-être à la prise en charge naturelle de notre santé, nécessitent toutefois d'être replacées dans leur contexte de la tradition chinoise pour être réellement comprises et pratiquées avec justesse.

C'est pourquoi ce dictionnaire, unique en son genre, répond à un réel besoin. Volontairement accessible à tous – de l'usager de la médecine chinoise au professionnel de la santé – il définit, en plus de 160 entrées, les concepts (énergie, cinq éléments, méridiens, saisons, etc.) et les techniques (kuatsu, moxa, qi gong, shiatsu, etc.) de façon claire et conformément à la tradition.

Il donne en outre de nombreux conseils pratiques (automassages, plantes) pour lutter contre des affections courantes de la vie quotidienne (aérophagie, insomnie, migraine, rhume, etc.). Abondamment illustré, le Dictionnaire pratique de l'acupuncture et du shiatsu est à la fois un véritable guide de santé et un ouvrage de référence indispensable.

LE LIVRE COMPLET DE LA THÉRAPIE SHIATSU DE TORU MAMIKOSHI

L'auteur dénonce les interprétations erronées qui confondent la thérapie « Shiatsu » avec le massage traditionnel japonais.

Le « Shiatsu » est à mi-chemin entre l'acupuncture et les thérapies par la combustion de moxa, en liaison avec la théorie des points vitaux (tsubo), et la mécanisation excessive de la science médicale occidentale.

En d'autres termes, le Shiatsu s'efforce de susciter les pouvoirs d'auto guérison inhérents au corps humain.

Toru Namikoshi présente si clairement les techniques du Shiatsu que ce livre est utile non seulement pour les scientifiques du milieu médical, mais aussi pour les profanes à la recherche d'une meilleure condition physique.

"Les 5 saisons de l'énergie" de Isabelle Laading

Un délice. Cela fait 10 ans que ce livre m'accompagne, il n'y a pas une année où je ne l'ouvre pas.

Vous y découvrirez un art de vivre en harmonie avec les saisons, les 5 éléments de la Médecine Traditionnelle Chinoise, leurs symboliques, leurs émotions, des conseils diététique simples, le tout dans un style fluide et poétique.

SI L'ÉNERGIE FÉMININE VOUS attire...

"Les secrets de la sexualité féminine" de Maitreyi D.Piontek

Ne vous fiez pas au titre, ce livre n'est pas un appendice du

Kama Sutra mais un ouvrage incontournable si vous voulez vous reconnecter avec votre corps de femme, voir même votre féminin sacré.

L'auteur a longtemps travaillé avec Mantak Chia, et retranscrit son enseignement de façon détaillée, claire et surtout (contrairement à lui...) féminine.

www.ingramcontent.com/pod-product-compliance
Lightning Source LLC
Chambersburg PA
CBHW072125150726

47999CB00005B/2141